VITTEL

(VOSGES)

TRAITEMENT DU

DIABÈTE SUCRÉ

PAR SES EAUX MINÉRALES

PAR

M. le Dr PATÉZON,

Médecin-Inspecteur.

PARIS

BUREAUX DE LA « GAZETTE DES EAUX »

—

1888

VITTEL

LE DIABÈTE SUCRÉ

VITTEL

(VOSGES)

TRAITEMENT DU

DIABÈTE SUCRÉ

PAR SES EAUX MINÉRALES

PAR

M. le Dr PATÉZON,

Médecin-Inspecteur.

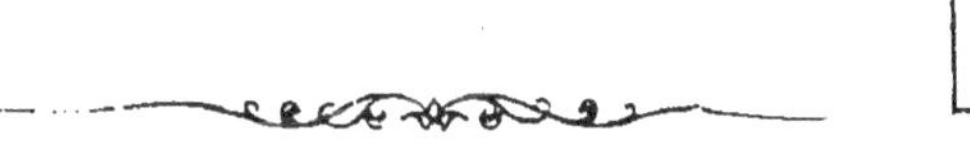

PARIS

BUREAUX DE LA « GAZETTE DES EAUX »

—

1888

TRAITEMENT

DU DIABÈTE SUCRÉ

PAR

LES EAUX DE VITTEL

La question du traitement du diabète sucré ayant été mise dernièrement à l'ordre du jour de plusieurs sociétés médicales de Paris, j'ai cru utile de résumer en ces quelques pages les résultats que j'ai obtenus, en les appuyant par des observations scrupuleusement recueillies. Les succès que j'ai notés, dans des cas aujourd'hui nombreux et variés, me permettent non seulement de confirmer ce qu'a dit M. le Dr Bouloumié, dans sa réponse à M. le Dr Martineau, mais encore de me montrer plus affirmatif que mon confrère ne l'a été, en ce qui concerne l'efficacité du traitement suivi à Vittel par des glucosuriques et des diabétiques, arthritiques ou autres.

Je m'en tiendrai au simple exposé des faits et des résultats obtenus, sans me préoccuper des théories dont le diabète a été l'objet, ni des traitements qui lui ont été appliqués.

Si jusque aujourd'hui, la statistique de Vittel n'a pu encore produire de nombreux cas de glucosurie traités par ses eaux, cela tient à ce que l'efficacité incontestable des eaux alcalines fortes de Vichy et de Vals attire dans ces localités le contingent presque complet des maladies à urines sucrées. Les autres stations, et nous sommes du nombre, ne reçoivent que par hasard ou par ricochet de rares diabétiques ; soit qu'après avoir épuisé la médication alcaline, ils n'en aient plus éprouvé d'amélioration ; soit par amour du changement, soit, pour quelques-uns, l'ignorance de leur état.

Ces diverses conditions des malades et de la maladie nous permettent d'en faire cinq groupes principaux, dans lesquels il sera toujours possible de faire rentrer tous les autres cas.

1° Ceux qui, ayant épuisé des médications variées, surtout les grandes eaux alcalines, et ayant oscillé du passable au mieux, ou du passable au pire, y renoncent dans le louable désir de tenter, par des moyens nouveaux, d'abord d'améliorer leur état, et ensuite de conserver cette amélioration le plus longtemps possible.

2° Les transformés, c'est-à-dire les individus qui, atteints de la goutte, par exemple, cessent d'avoir des accès, mais vont néanmoins en s'affaiblissant parce qu'ils sont devenus glucosuriques : c'est le diabète sucré goutteux.

3° Nombre de femmes un peu obèses et sur le retour, atteintes ou non d'affections cutanées et rhumatiques, de prurit vulvaire, qu'un auteur qualifiait récemment d'avant-coureur de la glucosurie, constituent la troisième catégorie.

4° Dans la quatrième, nous trouvons des individus affectés d'éruptions à répétition, de furoncles lents à guérir, revenant avec une déplorable persistance, d'anthrax suppurés et sphacelés et sur les confins de la cachexie.

5° Enfin, nous rencontrons des individus venant aux eaux pour une affection quelconque, stomacale ou hépatique, chez lesquels aucun signe révélateur du sucre ne s'est jamais montré et n'a, par conséquent, provoqué de recherches de ce côté. Ils passeraient inaperçus, n'était l'habitude que j'ai de faire l'analyse succincte des urines de tous les malades qui me sont confiés ; et c'est à cette précaution préliminaire que je dois d'avoir fait plus d'une découverte de diabètes ignorés.

Chacune de ces catégories mérite une étude à part. Le hasard m'a bien servi, car, pour le peu de diabétiques auxquels j'ai donné des soins à Vittel, j'ai recueilli autant d'observations que de malades; ce qui me permettra de faire mon choix et de donner mon opinion sur le sujet actuellement à l'étude.

PREMIÈRE CATÉGORIE.

Les vieux diabétiques qui ont promené à Vichy, à Vals, à Pougues, à Carlsbad et autres lieux, leur maladie sucrée, avec des alternatives tantôt favorables, tantôt décourageantes, m'ont fourni plusieurs cas. Ce sont, en général, des hommes ayant encore un notable embonpoint, mais ayant perdu depuis assez longtemps leur entrain, leur vivacité. Ils ont suivi tous les régimes diététiques, depuis le pain de gluten jusqu'à la pomme de terre bouillie, inclusivement; ils ont fait en moyenne de cinq à douze cures aux eaux alcalines, suivant tantôt un traitement mitigé et prudent, tantôt un entraînement à outrance; quelques-uns ont déjà ressenti certains avertissements cérébraux, cardiaques ou pulmonaires; d'autres ont quelque peu d'œdème autour des malléoles, mais tous découragés, non pas de l'insuccès absolu du traitement, car il y a toujours un certain succès relatif, mais de la persistance du sucre et, par dessus tout, de leur faiblesse musculaire.

Dans les cas de cette nature, comme dans tous les autres, du reste, il y a une première indication à remplir, c'est celle d'entraver l'écroulement du malade, de relever ses forces et de les maintenir. Rien ne nous a paru mieux remplir ce but que l'hydrothérapie concurremment avec l'eau en boisson, lorsque l'état de la poitrine et du cœur ne met pas obstacle à son emploi; car malheureusement, les catarrhes de la base et les surcharges graisseuses du centre circulatoire ne sont pas choses rares chez les diabétiques.

La quantité de sucre que démontre l'analyse est fort variable ; il est rare, du reste, que pendant le traitement elle persiste à un chiffre élevé. De plus, la déperdition de la glucose ne pourrait pas durer bien longtemps, à 100 grammes par jour, par exemple, sans faire courir au malade les plus grands dangers. Il y a à remarquer toutefois qu'une quantité quotidienne et non exagérée de sucre n'est pas incompatible avec une longue existence. Ceux que nous avons soignés, après avoir débuté par 50, 60, 70 grammes par litre, et 3 litres d'urine, ce qui fait un total moyen de 180 grammes par jour, sont retombés rapidement à 60 ou 80 grammes en vingt-quatre heures, ce qui n'en constituait pas moins encore un état peu satisfaisant.

Si, à une certaine époque, j'ai dû me montrer très réservé dans mon appréciation, cela tient à ce que les premiers cas que j'ai eu à observer rentraient dans la première catégorie, la moins favorable de toutes à de brillants succès. De là mon indécision. Le sucre avait bien subi une notable et rapide diminution tout au début, ce qui arrive fréquemment ; mais je n'avais pas tardé à remarquer de nombreuses oscillations, puis retour au maximum, ce qui m'avait fait considérer la cure de Vittel comme devant être généralement inefficace.

Mais, depuis lors, les cas favorables s'étant multipliés, j'ai pu étudier les différentes faces de la maladie et me convaincre :

1° Que ce qui se passait à Vittel, au début de la cure, s'était passé ailleurs pour le même malade, chaque fois qu'il avait changé de station d'eau ; ou au début d'une nouvelle cure à la station ordinaire, ou simplement par le changement de régime habituellement suivi ;

2° Que le résultat favorable obtenu tout d'abord paraissait plus durable qu'auparavant ; parce que :

3° La constitution reprenait de l'énergie et de l'activité, qu'elle conservait plus longtemps.

Ces trois facteurs du retour à la santé ont donc pesé d'un

grand poids sur mes conclusions actuelles, qui diffèrent notablement de mes conclusions précédentes.

Cependant, déjà en l'année 1885, à propos de l'exposition de Nice, je publiais, à l'adresse de MM. les Membres du jury, une notice médicale sous le titre de : *Considérations statistiques sur les maladies traitées à Vittel.* Dans un tableau résumant ma pratique des six années précédentes, avec indication des résultats, on lit, à l'article spécial de la glucosurie, les chiffres suivants :

	GUÉRIS.	AMÉLIORÉS.	NULS.	TOTAL.
GLUCOSURIE.........	5	12	4	21

D'où : guérisons, le quart, c'est-à-dire 25 p. 100, et résultats favorables, plus de moitié, c'est-à-dire 57 p. 100.

Depuis cette époque, qui avait commencé à me réconcilier avec le diabète, des cas nouveaux se sont offerts à mon observation, et m'ont confirmé de plus en plus dans la rectification de mon premier jugement, qui date de 1876.

Il y a donc à ajouter :

	GUÉRIS.	AMÉLIORÉS.	NULS.	TOTAL.
EN 1885..........	»	4	1	5
EN 1886..........	1	1	2	4
TABLEAU PRÉCÉDENT..	5	12	4	21
	6	17	7	30
		30		

Pour les années 1885 et 1886, les résultats sont encore trop récents pour être définitifs.

Première observation. — Madame M... est âgée actuellement de cinquante-quatre ans, elle a toujours habité le département des Ardennes, et a cessé d'être réglée à quarante-huit ans.

Entre vingt-deux et vingt-cinq ans, elle a eu deux enfants ;
elle s'est toujours assez bien portée, elle est forte, peu in-
gambe, et a remarqué que ses forces ont commencé à décli-
ner peu à peu depuis une dizaine d'années, ce que l'on attribua
d'abord à des chagrins causés par la mort d'un de ses fils. Une
soif insolite, des urines plus abondantes que d'habitude atti-
rèrent cependant l'attention ; on examina les urines, on y trouva
45 grammes de sucre par litre. Quatre litres de liquide urinaire
quotidien portaient par conséquent le total du sucre à 180
grammes par 24 heures.

Depuis combien de temps les urines renfermaient-elles de
la glucose avant qu'on en fit la découverte ? Il est impossible
de le dire, car la maladie n'avait pas débuté brusquement, et,
par conséquent, n'avait pas attiré l'attention. Toutefois le
régime et les eaux de Vichy, d'abord à domicile, ensuite sur
place, pendant de nombreuses années, réduisirent cette quantité avec des alternatives fréquentes en plus ou en moins. En
1882 et en 1883, la cure à Vichy ne diminua le sucre que de
quelques grammes, mais laissa la malade dans un grand affaiblissement. Son découragement avait déjà commencé une ou
deux années auparavant, de sorte qu'en 1884 elle resta chez
elle et ne fit d'autre traitement que de s'abstenir de pain, et
encore pas beaucoup. Néanmoins le sucre n'augmenta guère ;
à son retour de Vichy, en 1883, Madame M... rendait quatre
litres d'urine avec 35 grammes par litre, d'où un total quotidien de 140 grammes. L'urée ni les matières extractives ne
furent dosées.

Le second jour de son arrivée à Vittel, elle se plaint d'une
grande faiblesse, cinq minutes de marche la mettent en nage ;
l'embonpoint est toujours assez notable ; le régime n'a pas été
modifié, et voici le résultat que m'a fourni l'analyse faite à cette
époque :

Quantité d'urine des 24 heures........centim. cubes : 3590
Acide, jaune foncé, sans dépôt. Densité.............. 1040

Echantillon prélevé sur toute la masse :

Urée...........	par litre....	18^{gr},25	pour 24^{h}.....	65^{gr},50
Chlorures......	—	4^{gr} »	—	14^{gr},36
Phosphates....	—	0^{gr},40	—	1^{gr},43
Glucose........	—	43^{gr},50	—	156^{gr},90
			Total.......	237^{gr},97

Au dynamomètre, main droite 29, main gauche 36.
Madame M... est gauchère.

Voilà donc une perte dosable de 238 grammes en vingt-quatre heures, et certains matériaux également perdus ne sont pas compris dans ce total. L'urée est en proportion énorme et contribue pour une grande part à l'exagération de la densité.

Pour régime, s'abstenir, encore pas très rigoureusement, de féculents.

Pour traitement, usage de l'eau de la Grande Source à la dose maximum de un litre et demi par matinée; un demi-litre dans l'après-midi. Pendant quelques matinées, usage de l'eau de la Source Salée, pour combattre une certaine tendance à la constipation; lotions froides avec une éponge au sortir du lit, frictions sèches sur la peau ensuite, et plus tard, douches froides très courtes à la pression d'une atmosphère. La réaction se fait toujours très rapidement. Au bout d'une quinzaine de jours, la soif ne se faisait plus sentir la nuit, l'urée était tombée à 52 grammes par vingt-quatre heures, le sucre à 115 grammes; mais la quantité des chlorures avait augmenté de 14 gr. 36 à 16 gr. 80. La quantité du liquide urinaire ne dépassait pas 4 litres. Le traitement fut continué pendant vingt-cinq jours, en diminuant la quantité d'eau les quatre derniers, comme c'est l'habitude, au bout desquels le résultat final était le suivant :

Urée...........	pour 24^h...........	50^{gr},20
Chlorures.......	—	12^{gr},60
Phosphates.....	—	1^{gr},50
Sucre...........	—	125^{gr}, »

Dynamomètre : droite 34, gauche 40.

Par conséquent, augmentation des forces, qui se traduisent par la possibilité de marches plus longues sans sueurs exagérées comme auparavant, et par la sensation d'un bien-être depuis longtemps disparu.

Le traitement de Vittel a-t-il sensiblement mieux réussi que celui de Vichy? Au point de vue de la diminution de la glucose, il y a peu de différence; mais, au point de vue du remontement des forces, la comparaison est tout à l'avantage de Vittel. Ces bonnes conditions générales persistèrent pendant quatre mois, mais, peu à peu, les forces se mirent à diminuer et, au mois de novembre, une grippe intense acheva de nous faire perdre tout ce que nous avions gagné.

En 1886, Madame M... vient faire une nouvelle cure, les choses se passent comme l'année précédente; mais le bien-être persiste plus longtemps. Toutefois les chiffres de notre dernière analyse paraissent vouloir se stéréotyper sur notre registre d'analyses.

Ceci est le portrait de nombreux diabétiques, qui, au bout d'un certain temps, arrivent, quoi qu'ils fassent, à fournir toujours les mêmes résultats. Ils peuvent, du reste, durer long-temps ainsi, jouissant d'une santé relativement supportable; mais qui n'en laisse pas moins la porte constamment ouverte à une foule d'accidents.

Deuxième observation. — M. B. ne sait pas au juste depuis combien de temps il est diabétique; mais il sait qu'il est grave-leux, il sait même qu'il a un corps étranger dans la vessie. La gravelle ne paraît pas s'être transformée, car en même temps qu'il y a du sucre dans les urines, il y a aussi du sable rouge. Il ne se rappelle pas non plus à la suite de quels événements on a été amené à rechercher du sucre dans ses urines.

Voici le résumé de son observation.

Il y a une vingtaine d'années, M. B. s'est aperçu que ses urines laissaient déposer du sable et même des grains plus volumineux que du sable ordinaire: il n'ajouta aucune impor-tance à ces dépôts.

De véritables crises rénales, accompagnées de constipation, de vomissements, d'hématurie avec expulsion de graviers nom-breux ne datent que d'une quinzaine d'années. Au mois d'octobre 1884, une colique néphrétique très douloureuse amena deux gros graviers oblongs dont l'un avait douze milli-mètres de longueur. Dernièrement, le calcul actuellement dans la vessie provoqua une crise vésicale, sans expulsion de quoi que ce soit.

Au point de vue du sucre, chaque cure de Vichy en diminue la quantité, mais le maximum ne tarde pas à reparaître, et souvent même avec quelques grammes en plus.

En 1885, une première cure à Vittel est remarquablement efficace. La quantité de sucre, qui était de 30^{gr},9 par litre, avec 2 litres 1/2 d'urine dans les 24 heures, ce qui fait 76^{gr},37, est tombée à 9ᵍʳ,23 pour 2 litres 1/2, total 23 grammes dans les 24 heures.

Malgré l'existence non douteuse d'un corps étranger dans la vessie, l'usage de l'eau, même à haute dose, n'a provoqué aucun accident vésical ; les choses ne se passent pas d'habitude aussi tranquillement ; la vessie est d'une très grande tolérance, elle en donne une nouvelle preuve à propos de l'opération par la lithotritie, qui fut pratiquée en une seule séance, le 25 août 1885, en dépit d'une prostate volumineuse et de deux calculs au lieu d'un. Tous deux, l'un comme une noix, l'autre comme une noisette, étaient peu résistants, quoique composés d'acide urique.

Après l'opération, qui fut des plus simples, les urines sont restées sensiblement catarrhales. L'existence du diabète n'apporta aucune entrave ni à l'opération ni à la guérison.

En 1886, la quantité de sucre est de 50ᵍʳ dans les 24 heures, beaucoup moindre par conséquent qu'au début de 1885 ; et de même que l'année précédente, elle tomba rapidement à 23ᵍʳ pour la journée. Ce total paraît être une prédestination. Les matières extractives et l'urée sont restées chaque année, dans les proportions normales ; les chlorures, suivant la règle, ont toujours augmenté sous l'influence de la boisson d'eau.

Pour cette première catégorie de diabétiques, nous pouvons donc tirer les conclusions suivantes :

1° Quel que soit le traitement qu'ils subissent, ils paraissent destinés à revenir quand même à un maximum constant de sucre, dans un avenir plus ou moins rapproché.

2° Néanmoins l'usage de l'eau de Vittel sur place nous a permis de constater le retour plus tardif au maximum de sucre et la conservation des forces pendant plus longtemps, deux résultats corrélatifs l'un de l'autre.

DEUXIÈME CATÉGORIE.

Diabète par transformation. — Supposons un arthritique, sujet depuis de longues années à des accès de goutte d'abord périodiques, puis irréguliers ; il est sobre, il fait de l'exercice ; ses crises qui sont aiguës, violentes, durent quelques semaines ; la période de grande acuité varie de deux à quatre à cinq jours, le dégonflement des jointures atteintes s'opère lentement, et pendant une vingtaine d'années, ou un peu moins, il ne reste rien ou presque rien autour des articulations ; elles conservent à peu près leur intégrité anatomique et fonctionnelle.

Supposons-en un autre où le stade d'accès évoluera d'une manière moins franche, et par conséquent moins rapide.

Il y a moins de violence dans l'accès, c'est tout au plus si le séjour au lit sera nécessaire un jour ou deux ; mais le séjour à la chambre se prolongera beaucoup plus ; les articulations resteront empâtées, engorgées, faibles, pendant trois à quatre mois ; l'appétit sera languissant, les digestions longues et pénibles, il y aura un malaise presque constant.

Le phénomène des déformations et des incrustations crayeuses articulaires est très variable, quant à l'époque de son apparition ; celle-ci peut être ou précoce ou tardive.

Dans les deux formes ci-dessus visées, tel goutteux aura ses jointures complètement libres après vingt accès, tel autre sera incrusté et déformé après trois ou quatre accès seulement.

Puis, dans le cours de la maladie, sans préparation, sans cause apparente, les accès paraissent se suspendre, et cependant le goutteux, au lieu de se trouver en bon état de santé, comme on pourrait le supposer, est au contraire en proie à un malaise constant ; il a encore de l'appétit et cependant ses forces diminuent ; on examine les urines, on y trouve du sucre. Parfois, un accès nouveau éclate, le sucre disparaît ; l'accès passé, le sucre revient : on dirait une balance dont les deux plateaux cherchent à se mettre en équilibre. Cette alternance a inspiré à quelques médecins l'idée de considérer la goutte comme dépendant de certaines altérations fonctionnelles de la glande hépatique, ainsi que la glucosurie.

Troisième observation. — Tel est le cas de M. A., goutteux ancien, âgé de 64 ans, avec cette particularité que l'apparition récente du sucre dans les urines a coïncidé avec un changement forcé dans l'heure des repas depuis un an à peu près, avec production de certaines lenteurs dans l'acte de la digestion, dues à la même cause. Il n'y avait pas eu d'accès de goutte depuis quatre ans; mais l'amaigrissement, la pâleur de la face, l'atonie générale, une langueur profonde l'auraient fait prendre pour un convalescent d'une longue maladie.

A son arrivée à Vittel, l'analyse donne 25 grammes par litre d'urine, avec 2 litres de liquide. Total 50 grammes.

$$\begin{aligned}
&\text{Urée pour les 24 heures} \dots\dots\dots\dots\dots\dots & 24^{gr} \\
&\text{Chlorures} \dots\dots\dots\dots\dots\dots\dots\dots\dots & 5 \\
&\text{Phosphates} \dots\dots\dots\dots\dots\dots\dots\dots & 2
\end{aligned}$$

Dynamomètre : droite 51, gauche 53.

A la fin de la cure : sucre 3 grammes avec 2 litres 1/2 d'urine. Total 7,50; les autres éléments n'ont pas varié.

Dynamomètre au départ : droite 60, gauche 66.
La droite a gagné 9 kilos; la gauche 13.

L'appétit est bon, la digestion excellente; augmentation notable des forces générales; bien-être très satisfaisant. M. A. continuera après sa cure son régime qui consiste dans la suppression du sucre et des aliments et fruits sucrés, ainsi que dans une diminution notable des féculents. Diverses analyses faites dans le courant de l'année suivante ont donné les chiffres ci-dessous :

$$\begin{aligned}
&\text{En août : par litre 1,50. Urine } 2^{lit}. \text{ Total} \dots\dots & 3^{gr} \\
&\text{En septembre : » 1,25.} \quad - \quad id. \quad -. & 2,50 \\
&\text{En octobre :} \qquad » \qquad » & 0
\end{aligned}$$

En décembre, on retrouve un peu de sucre.

$$\text{1886. Janvier :} \quad 8,50. \qquad 2^{lit} \qquad 17^{gr}$$

Jusqu'au 1er juillet, la quantité a oscillé entre 9,50 et 6,50 au total; et dans l'intervalle elle est retombée une seconde fois à 0. Pendant la cure 1886, le sucre n'a pas reparu une seule fois; les chiffres dynamométriques restent les mêmes : à droite 60; à gauche 65.

$$\begin{aligned}
&\text{En février 1887} \dots\dots\dots\dots\dots\dots\dots\dots & 11^{gr} \\
&\text{En mars} \dots\dots\dots\dots\dots\dots\dots\dots\dots\dots & 10
\end{aligned}$$

Et pendant tout ce temps, malgré les totaux ci-dessus, les

forces sont restées excellentes, l'activité énergique se manifestant par des voyages, des journées entières de courses et de chasses. « Je trotte comme un jeune homme », telles sont ses expressions. Mais, dans le courant de février, survient un accès de goutte précédé d'une bronchite, laquelle a disparu rapidement quelques jours après le début de l'accès. On serait tenté de l'appeler une bronchite goutteuse. Après l'accès, il y avait encore 10 grammes de sucre en 24 heures.

En 1887, le sucre n'a pas reparu.

Retenons de ce fait plusieurs considérations :

1° Une glucosurie survenue chez un goutteux dont les accès n'avaient pas paru depuis cinq années, ce qui semble indiquer une substitution momentanée de la glycémie à la crise goutteuse.

2° Un chiffre très modéré de sucre dans l'urine, sans augmentation, pendant un long espace de temps, malgré un régime anti-diabétique peu sévère.

3° La non augmentation de la glucose dans l'urine, malgré le retour d'un accès de goutte.

4° Enfin la coexistence de la goutte et du diabète à l'état actif chez le même individu, avec conservation des forces.

TROISIÈME CATÉGORIE.

Dans le troisième groupe, nous trouvons des personnes atteintes d'affections cutanées, des femmes tourmentées, après la ménopause, de prurit des parties génitales.

C'est généralement l'affaiblissement des forces qui donne le premier éveil dans les cas de ce genre, car rien n'est plus commun que de les laisser passer sans examen.

En effet, les phénomènes qui accompagnent la cessation des règles, de 48 à 50 ans, sont tellement variables, et dans maintes occasions tellement insolites, que l'on est souvent tenté de rattacher tous les dérangements de la santé à cet état particulier de transition, et qu'on n'a pas toujours l'idée de rechercher dans les urines l'explication de ce qui se produit; d'autant plus que des phénomènes nerveux fréquents donnent ordinairement lieu à une grande abondance d'urine, explicable sans autre recherche. On prend le change bien plus facilement encore, lorsque la quantité de liquide urinaire ne dépasse pas la moyenne.

Quatrième observation. — Un eczéma péri-vulvaire ancien, chez une femme de 58 ans, mais surtout l'affaiblissement des forces, me fit chercher dans les urines de Madame A., en 1885, l'explication de son état. Voici le résultat de la première analyse qui fut faite.

Urine des 24 heures......................		2^{lit}
Densité 1042, acide, un peu trouble.		
Urée par litre 18,40 × 2		$36^{gr},80$
Chlorure 3,20		6 ,40
Phosphates 3,05		6 ,10
Albumine		Traces
Glucose 66,65 × 2		$133^{gr},30$
Dynamomètre : droite 28, gauche 25.		

10 jours après :
Densité 1022. Sucre total................. 35

15 jours après :
Densité 1022. Sucre total................. 33

Au 21e jour de la cure :
Sucre total................. 40

Je n'ai jamais pu m'expliquer cette légère augmentation. Je signale comme une anomalie, que malgré la quantité d'eau absorbée (1 litre 1/2 par matinée et 1/2 litre l'après midi + le liquide des repas), la quantité d'urine émise dans les 24 heures n'a jamais dépassé 2 litres 1/2, sans purgations ni sueurs inaccoutumées.

Le liquide pris pour l'analyse était prélevé sur toute la masse des 24 heures recueillie au complet, comme toujours.

Un régime anti-diabétique a été suivi.

Après la première cure, dynamomètre : droite 33,30, en augmentation pour la main droite de 5, et la gauche de 5.

Le sucre a continué à diminuer progressivement de la manière suivante :

1885. Mois de septembre :
Urine.................................. 2^{lit}
Densité 1019.
Sucre en 24 heures.................... $18^{gr},44$

Urée................................	18^{gr},84
Chlorures............................	13 ,90
Acide phosphorique..................	2 ,28
En décembre, sucre en 24 heures..............	3
1886, en février, sucre......................	0
— juillet, sucre........................	28 ,75

A mangé des fruits sucrés et des gâteaux.

Deuxième cure à Vittel :

Dynamomètre : droite 34, gauche 30.

Diminution progressive du sucre pour arriver, en octobre, à 9, 48 en 24 heures. En novembre à 0.

Entre temps, non seulement les forces ont progressé d'une manière surprenante ; mais les démangeaisons ont complètement disparu.

Nous ne doutons pas qu'une cúre à Vichy ou ailleurs, ou un simple traitement rationnel à domicile n'eût amené tout d'abord une diminution notable du sucre ; car on sait qu'au début de la glucosurie et même dans le diabète confirmé, les premiers effets du traitement sont rapidement favorables ; ce n'est pas sur ce fait presque banal que je veux attirer l'attention ; c'est d'abord sur la diminution progressive du sucre même après la cure d'eau minérale, de manière à arriver à 0 ; en second lieu sur la sédation remarquable des démangeaisons occasionnées par l'eczéma, et enfin sur l'augmentation et la persistance des forces.

L'état actuel de Madame A. est resté très bon, malgré des conditions morales très défavorables, qui ont eu pour effet d'augmenter la quantité de sucre.

QUATRIÈME CATÉGORIE.

Dans cette catégorie, qui comprend des glucosuriques en proie à des éruptions diverses, particulièrement furonculeuses, anthracoïdes, nous allons citer un exemple remarquable de l'efficacité de l'eau de Vittel.

Cinquième observation. — Il s'agit d'un homme robuste, âgé de 50 ans à peine, à qui le travail et les préoccupations d'affaires n'ont pas manqué ; il a le facies et les sclérotiques

un peu jaunâtres, presque rien; et depuis un an il est atteint
d'une éruption de petits furoncles au scrotum, au périnée, au
cou. Cette éruption est interminable; un bouton n'est pas plus
tôt guéri qu'il en repousse deux ou trois autres laissant à leur
base de l'induration. M. B. ne se plaint ni de soif exagérée, ni
de faim anormale, ni d'urines abondantes, ni d'affaiblissement
d'aucune sorte; et cependant, il me vint de suite à l'idée qu'en
raison de cette persistance éruptive, la glucosurie pourrait bien
avoir ici élu son domicile. Je n'en dis rien au malade avant
d'en avoir acquis la certitude.

La réduction rapide de la liqueur cupro-potassique me
confirma immédiatement dans mes soupçons. Alors, reprenant
l'examen de M. B. et appelant son attention sur les phénomènes ordinaires de la glucosurie, il se souvint alors que
depuis six à huit mois, il avait remarqué que le devant de
sa chemise était comme empesé quand il l'avait portée trois à
quatre jours, et que le bas de son pantalon était parsemé de
taches blanchâtres; son esprit ne s'y était jamais arrêté. La
glucosurie était certainement de date récente; mais il lui était
impossible de dire sous l'influence de quoi elle avait pu se
développer. Je le prévins donc de ma découverte, et procédai
au dosage des matériaux de l'urine, après avoir constaté la force
dynamométrique qui fut trouvée, pour la main droite de 54,
pour la gauche de 52.

Urine du 4 septembre; limpide, sans dépôt, acide.
    Densité 1042.
    Urée pour 24 heures en 2 litres............ 68
    Chlorures................................ 10,24
    Phosphates 3,80
    Albumine................................ 0,
    Sucre pour 24 heures .... 109^{gr}37

Il est étonnant qu'une telle quantité n'ait donné lieu à
aucun phénomène d'affaiblissement. Langue blanche avec un
velouté jaunâtre à la base, digestions lentes, tendance à la
constipation. Le foie est absolument dans un état normal,
malgré la teinte subictérique de la peau. Eczéma fendillé des
bourses se prolongeant sur le périnée, petits furoncles à base
indurée; démangeaisons des plus incommodes avec épaississe-
ment de la peau; pas d'hémorrhoïdes. L'usage de l'eau salée
produisait deux fortes selles dans la matinée.

A son départ, toutes les fonctions se font très bien ; l'appétit est excellent et les digestions faciles ; les furoncles anciens sont éteints, les indurations ont disparu ; il y a peu de tendance à la production d'une éruption nouvelle ; l'ictère n'existe plus au départ, et l'analyse donne les chiffres suivants :

Densité 1024. Acide, limpide.
    Urée... 42
    Sucre 53,84

Le tout pour 24 heures. Dynamomètre : droite 60, gauche 58.

C'est-à-dire, diminution de moitié de la quantité de sucre — augmentation de la force de 6 kilos pour la main droite et de 6 également pour la gauche.

Après le traitement, la glucose suivit la marche décroissante suivante :

En novembre 1886, par 24 heures.
    Urée................................... $10^{gr},24$
    Sucre.................................. 0
En décembre.
    Urée................................... 30^{gr}
    Sucre.................................. 0
Densité 1046.

Ainsi, une glucosurie non arthritique et vraisemblablement récente, révélée par des signes presque insignifiants, est guérie, après une seule cure à Vittel, aidée par un régime qui n'a rien eu de bien sévère.

A notre avis, aucun résultat ne peut être plus satisfaisant.

CINQUIÈME CATÉGORIE.

Ce qui caractérise ce groupe, c'est que rien ni dans l'extérieur des malades, ni dans leur état habituel de santé ne pouvait faire soupçonner la glucosurie ; le hasard seul a servi de guide ; et certes le diabète aurait, comme dans le cas présent, passé inaperçu, n'était, ainsi que je l'ai dit, l'habitude que j'ai prise, de soumettre préalablement à quelques réactifs sûrs et rapides, les urines de tous mes malades.

A n'envisager que le peu d'ancienneté de la maladie, et la décroissance très rapide du sucre par le premier traitement qu'on applique, les malades de cette catégorie pourraient être rangés dans la précédente ; mais nous avons expliqué pourquoi il nous a paru logique d'en faire un groupe à part.

Sixième observation. — Il s'agit d'abord d'un homme de 34 ans, d'aspect très-robuste, obèse, boucher de son état, gros mangeur, de pain surtout, buveur à l'avenant, envoyé à Vittel pour des manifestations de gravelle rouge assez explicables par la richesse primitive de sa constitution. Je découvris dans ses urines du sucre à la dose de 35 grammes par litre, pour 3 litres d'urine, d'où 115 grammes par 24 heures avec 41 grammes d'urée. Malgré ces chiffres élevés, M. R. avait à cette époque (1880), conservé toute son énergie, toute sa vigueur ; il voyageait beaucoup pour les besoins de sa profession, et ne trouvait que trop fréquemment l'occasion d'enfreindre les règles de la sobriété sans cependant arriver jusqu'à l'ivresse.

Sa première cure à Vittel fut tellement favorable, qu'à son départ il n'y avait plus un atome de sucre dans ses urines, et l'urée était tombée au chiffre de 30 grammes dans les 24 heures. La cure d'eau avait été secondée par un régime approprié , médiocrement sévère, il est vrai, et surtout peu scrupuleusement suivi.

L'hiver suivant (1880-1881) fut troublé par des bronchites, des furoncles et un notable affaiblissement des forces avec amaigrissement. L'état du malade devint sérieux.

A son retour à Vittel, en juin 1881, je le trouvai triste, affaissé, beaucoup maigri, avec des mouvements lents, apathiques.

L'analyse donna des résultats inquiétants, 220 grammes de sucre en 24 heures, 40 grammes d'urée, 15 grammes de chlorures. Je le mis immédiatement à un régime sévère, tout en faisant sa cure d'eau ; mais la diminution des pertes quotidiennes ne fut pas telle que je l'espérais, il rentra chez lui avec injonction d'un régime approprié ; mais il succomba deux mois plus tard aux progrès d'une phthisie ultra-galopante. Ainsi, cette glucosurie qui prit rapidement les allures d'un diabète à marche rapide évolua en 18 mois.

Les cas aussi promptement mortels ne sont heureusement pas communs; mais c'est presque toujours sur des personnes relativement jeunes (de 35 à 45 ans) qu'on observe ces diabètes pour ainsi dire malins.

Septième observation. — Moins malheureux fut un notaire du Charolais, gros, replet, bon vivant, ne se doutant pas qu'il fût glucosurique, quand je fis cette découverte sur sa personne, dont il ne fut cependant que médiocrement surpris. Mais sa détermination fut prise aussitôt; il rompit avec d'anciennes habitudes de bien vivre, se mit à un régime sévère pendant sa cure d'eau, le continua ensuite pendant près de huit mois, maintint de la sorte le sucre à un total presque insignifiant de 4 à 5 grammes dans les vingt-quatre heures, le vit à la fin disparaître complètement, et conserva l'habitude de venir passer tous les ans une quinzaine de jours dans les Vosges. Quoiqu'il se fût depuis quelque temps relâché de sa sévérité dans son régime, le sucre n'a pas reparu, et il est à présumer que quand même quelques grammes de sucre reparaîtraient dans les urines, il ne serait pas pour cela menacé d'accidents sérieux.

Nous bornons à ces observations la relation des cas qu'il nous a paru utile de signaler dans l'intérêt des malades et de la vérité.

CONCLUSIONS

Des faits précédents, on est autorisé à conclure :

1º Que parmi les eaux minérales, les eaux alcalines fortes, qui ont jusqu'ici le monopole du traitement du diabète sucré, ne sont pas les seules qui produisent des résultats favorables, soit au début, soit dans le cours de cette maladie.

2º Que des cas notoirement améliorés à Vichy, à Vals, ou ailleurs, ont fini par être réfractaires à ce traitement, et les malades n'ont dû la reconstitution de leurs forces qu'à un changement de station d'eau.

3° Que des personnes chez lesquelles l'état florissant de santé ne faisait pas soupçonner la glucosurie, en étaient cependant atteintes, et ont été guéries, ou profondément améliorées par le traitement à Vittel.

4° Qu'enfin, des diabètes, développés chez des goutteux, ont éprouvé, parallèlement à l'arthritisme, des modifications favorables sous l'influence des eaux de Vittel, si utiles, d'autre part, dans toutes les formes de la goutte.

Paris. — Imp. Gauthier-Villars, 55, quai des Grands-Augustins.

PUBLICATIONS DE M. LE Dr PATÉZON.

1859. — *Vittel, ses Eaux minérales.*

1867. — *Vittel, Guide à ses Eaux.*

1872. — *Vittel, Traitement des coliques hépatiques par ses Eaux minérales.*

1876. — *Goutte et gravelle.*

1881. — *Vittel, Traitement de la constipation par ses Eaux minérales.*

1886. — *Hygiène de la vessie.*

PUBLICATIONS DE M. LE Dr P. BOULOUMIÉ.

1866. — *Traitement du catarrhe vésical par les Eaux de Vittel.*

1873. — *Considérations générales sur les dyspepsies, la gravelle et la goutte.*

1876. — *Médication hydrominérale de Vittel.*

1878. — *Discussion sur les coliques hépatiques et leur traitement par les Eaux minérales.*

1885. — *Déformations goutteuses et leur traitement.*

1886. — *Du traitement hydrominéral de Vittel avant l'opération de la pierre.*

1887. — *De la police sanitaire des villes d'Eaux.*

PUBLICATIONS DE M. LE Dr RODET.

1885. — *Mœurs obstétricales de l'Océanie.*

1885. — *L'enfant chez les peuples primitifs.*

1886. — *Encyclopédie internationale de Chirurgie.*

1886. — *Guide à Vittel*, en anglais et en français.

Paris. — Imp. Gauthier-Villars, 55, quai des Grands-Augustins.

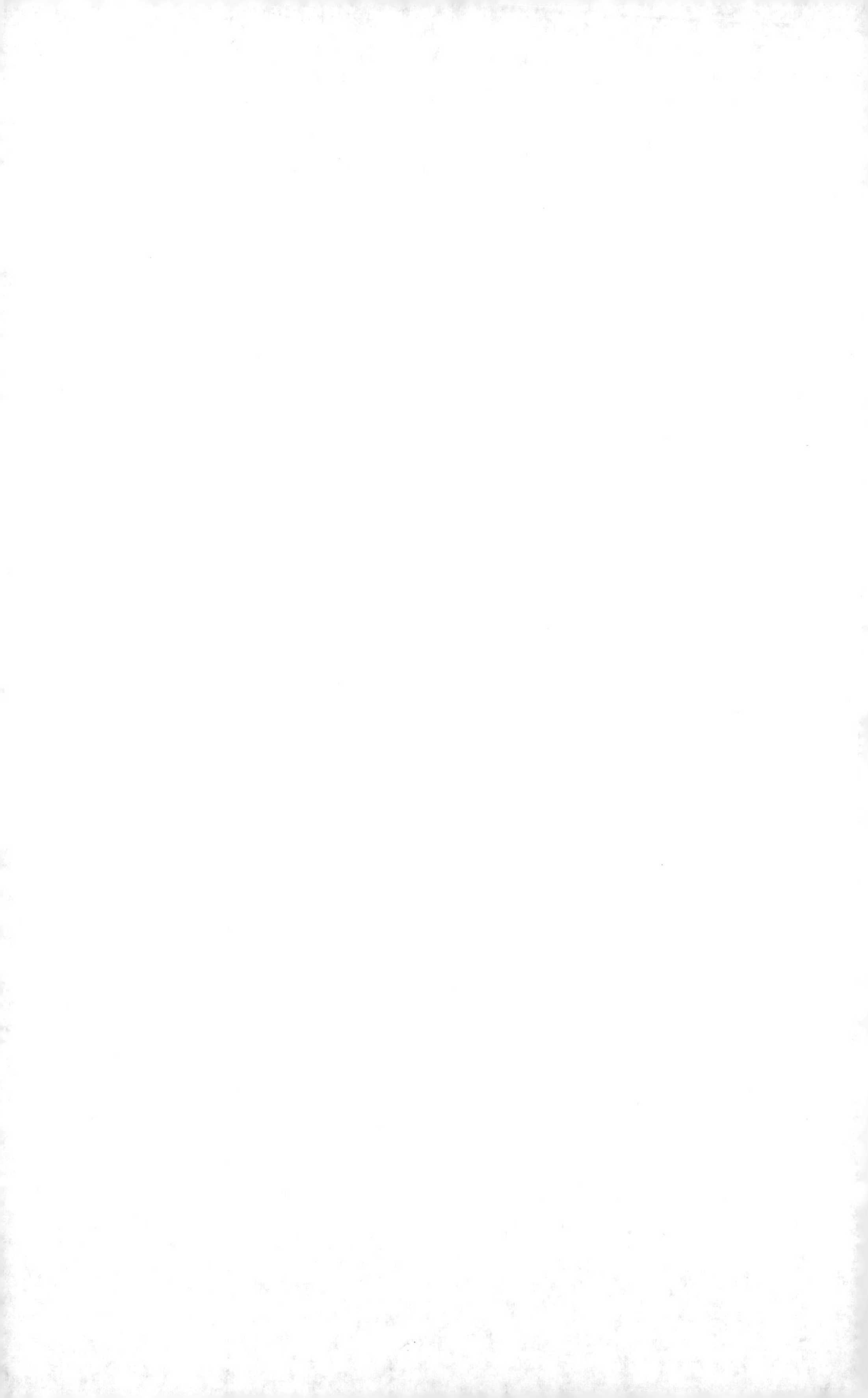